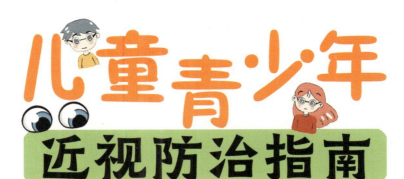

# 儿童青少年近视防治指南

图文版

| 主　　审 | 刘　辉（安徽省妇幼保健院） |
| --- | --- |
| | 陈林义（中国科学技术大学医院） |
| | 刘志荣（安徽省疾病预防控制中心） |
| 主　　编 | 刘才远（中国科学技术大学医院） |
| | 王　琼（安徽省妇幼保健院） |
| 副主编 | 蒋　瑜（中国科学技术大学医院） |
| | 查汝勤（安徽省妇幼保健院） |
| | 叶龙玲（华夏眼科集团合肥名人眼科医院） |
| | 梁　莉（中国科学技术大学附属第一医院） |
| | 封利霞（安徽医科大学附属第一医院） |
| 编　　者 | 刘忠建（中国科学技术大学医院） |
| | 陈　莺（中国科学技术大学医院） |
| | 孙正杨（中国科学技术大学医院） |
| | 黄　亮（中国科学技术大学医院） |
| | 孙文峰（中国科学技术大学医院） |
| | 王娟娟（安徽省妇幼保健院） |
| | 刘　帅（安徽省妇幼保健院） |
| | 杨　艳（安徽省妇幼○ |
| 插图绘制 | 赵倩倩 |

中国科学技术大学出版社

# 内 容 简 介

本书是为响应习近平总书记"全社会都要行动起来,共同呵护好孩子的眼睛,让他们拥有一个光明的未来"的号召,应对我国学生近视呈现高发、低龄化趋势的现状,针对防治近视的相关问题编写而成的。本书以图文形式阐述了眼球的结构、近视的成因及防治,以极具亲和力的文字和图画把近视防治知识通俗易懂地展示在孩子和家长们面前。

本书适合青少年及家长了解青少年近视防控的有关知识,也可供相关医疗卫生工作者参考使用。

**图书在版编目(CIP)数据**

儿童青少年近视防治指南. 图文版/刘才远,王琼主编. —合肥:中国科学技术大学出版社,2019.5
ISBN 978-7-312-04663-6

Ⅰ.儿… Ⅱ.①刘… ②王… Ⅲ.近视—防治—青少年读物
Ⅳ.R778.1-49

中国版本图书馆 CIP 数据核字(2019)第 057864 号

| | |
|---|---|
| **出版** | 中国科学技术大学出版社 |
| | 安徽省合肥市金寨路 96 号,230026 |
| | http://press.ustc.edu.cn |
| | https://zgkxjsdxcbs.tmall.com |
| **印刷** | 安徽国文彩印有限公司 |
| **发行** | 中国科学技术大学出版社 |
| **经销** | 全国新华书店 |
| **开本** | 880 mm×1230 mm 1/32 |
| **印张** | 2.75 |
| **字数** | 30 千 |
| **版次** | 2019 年 5 月第 1 版 |
| **印次** | 2019 年 5 月第 1 次印刷 |
| **定价** | 15.00 元 |

# 前　言

　　近视是一个全球性问题，它影响了人们的工作和生活质量。近年来，我国近视呈现高发、低龄化趋势，严重影响儿童青少年的身心健康。世界卫生组织研究报告显示，中国近视患者人数多达 6 亿，居世界第一，这意味着每两个中国人中就有一人受到近视问题的困扰。研究表明，我国小学生、初中生、高中生及大学生的近视发病率分别为 12.65%、41.35%、66.58%、80.64%，随年级增高呈现出明显的上升趋势，我国成人近视的患病率为70%～81%。

　　近视并非是司空见惯的"小事"，不仅会对孩子个人身心健康造成损害，还会对社会发展产生不良影响。根据教育部《普通高等学校招生体检工作指导意见》，飞行技术、航海技术、消防工程、刑事科学技术、侦察、海洋船舶驾驶等专业都对视力有明确要求。如果青少年视力问题得不到及时有效控制，未来从事相关职业的人就会越来越少，甚至会面临"后继无人"的窘境。

　　儿童青少年近视已成为我国重要的社会问题，近视防控已提升到了国家战略的高度。近日，习近平总书记作出重要指示，要求"全社会都要行动起来，共同呵护好孩子的眼睛，让他们拥有一个光明的未来"。为贯彻落实习近平总书记关于学生近视问题的重要指示精神，切实加强新时代儿童青少年近视防控工作，2018 年 8 月 30 日，教育部会同国家卫生健康委员会等八部门制定了《综合防控儿童青少年近视实施方案》（简称《方案》）。《方案》指出，儿童青少年是祖国的未来和民族的希望。近年来，由于中小学生课内外负担加重，手机、计算机等带电子屏幕的产品（以下简称电子产品）的普及，用眼过度、用眼不卫生，缺乏体育锻炼和户外活动等因素，我国儿童青少年近视率居高不下并不断攀升，近视低龄化、重度化日益严重，已成为一个关系国家和民族未来的大问题。

遗传因素对近视的形成作用是有限的，环境条件是决定近视发生的主要因素。与近视发生、发展相关的因素包括持续性近距离用眼、高频使用电子产品和不良用眼习惯等。减少持续性近距离用眼时间和增加户外活动时间等措施，可有效预防近视的发生。

总而言之，近视不仅仅是一个医学问题，还是一个严重的社会问题。为了达到《方案》提出的近视防控目标，综合防控儿童青少年近视，需要政府、医院、学校、青少年及家长共同参与形成一个高效、科学的防控模式。

作　者

2018 年 12 月

# 目 录

# 第一章 我国儿童青少年近视发展的现状

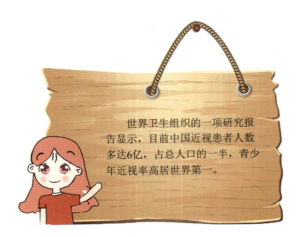

世界卫生组织的一项研究报告显示，目前中国近视患者人数多达6亿，占总人口的一半，青少年近视率高居世界第一。

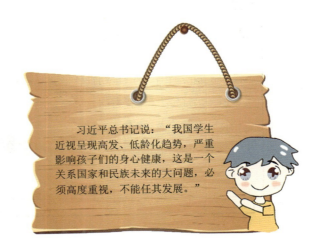

习近平总书记说："我国学生近视呈现高发、低龄化趋势，严重影响孩子们的身心健康，这是一个关系国家和民族未来的大问题，必须高度重视，不能任其发展。"

习近平总书记还说："全社会都要行动起来，共同呵护好孩子的眼睛，让他们拥有一个光明的未来。"

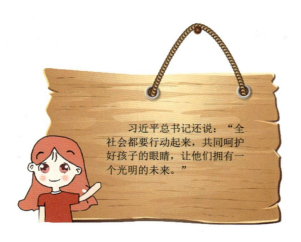

早在隋代，中国人就对近视有了一定的认知，"目不能远视"的记载最早见于隋代巢元方的《诸病源候论》；明代医者将近视进一步具体化，王肯堂的《证治准绳》称之为"能近怯远证"，而傅仁宇的《审视瑶函》则称之为"近觑"；而到清代"近视"名称正式诞生，黄庭镜的《目经大成》中"近视"一词终于出现。

中国古代的玳瑁眼镜(19世纪)

# 第二章 眼球结构及近视形成原理

## 第一节 眼球的结构及成像原理

　　眼球的构造和成像的原理与照相机相似。照相机有镜头、光圈、调焦装置、暗箱和底片,眼球也有类似的构造。角膜相当于镜头,瞳孔相当于光圈,晶状体相当于调焦的透镜,脉络膜相当于暗箱,视网膜相当于底片。

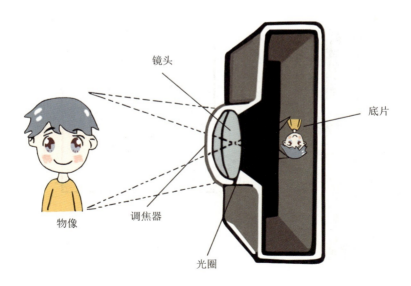

镜头

底片

物像

调焦器

光圈

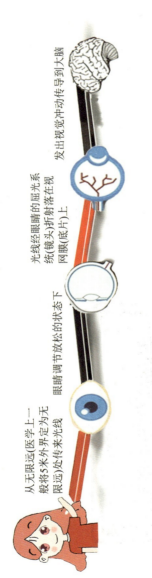

发出视觉冲动传导到大脑

光线经眼睛的屈光系统(镜头)折射落在视网膜(底片)上

眼睛调节放松的状态下

从无限远(医学上一般将5米外界定为无限远)处传来光线

1250年，Roger Bacon绘制了历史上第一张放大镜原理的科学图解，这对人们理解眼镜的光学作用极为有用。

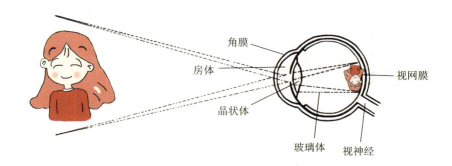

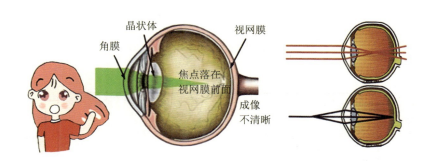

# 第二节　近视的定义与成因

## 一、什么是近视

　　近视是指眼睛看远时"图片"落在"底片（视网膜）"之前，感觉模糊，看不清楚。简单地说，近视是看近清楚，看远不清楚。

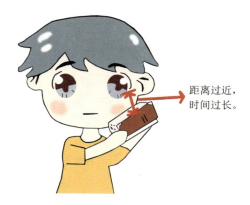

距离过近，
时间过长。

## 二、近视的原因

最主要的原因：无节制、不间断的近距离用眼和缺少户外活动。

其次是遗传因素：如果爸爸、妈妈高度近视，孩子得近视的可能性会高很多（17％～33％）。

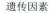

遗传因素

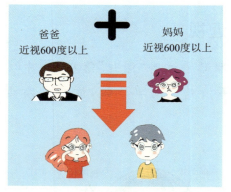

爸爸
近视600度以上

妈妈
近视600度以上

近视是由遗传、后天用眼习惯和环境等多因素综合形成的，但最重要的是用眼习惯！

# 第三节　假性近视、真性近视和混合性近视

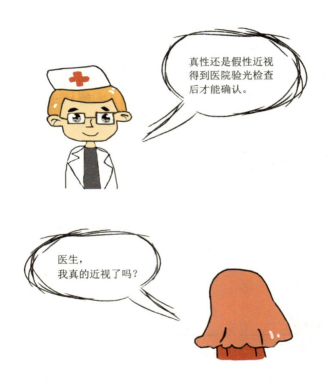

真性还是假性近视得到医院验光检查后才能确认。

医生，
我真的近视了吗？

## 一、假性近视

指孩子有看远不清楚等近视症状，但用阿托品、托吡卡胺等睫状肌麻痹肌散瞳验光后，近视度数消失，视力提高，看远不清楚的症状消失。例如，孩子在视力筛查时裸眼视力是

0.5,瞳孔正常状态下验光有 100 度近视,再通过散瞳检查,裸眼视力提高到 0.8,验光为 0 度。

这种近视的特点是具有可逆性,一般出现在近视的早期,可以通过药物治疗、视觉训练和纠正不健康的用眼习惯来矫正。

## 二、真性近视

指瞳孔在正常状态下和散瞳后,验出的近视度数相差在 50 度以内。这种近视具有不可逆性,必须通过眼镜来矫正视力。

## 三、混合性近视

顾名思义,此类近视既有假性近视的成分,也有真性近视的成分。表现为散瞳验光时孩子近视的度数有明显降低,但未能完全恢复正常;裸眼视力有所提升,但未能恢复到正常视力。

视力表是根据视角的原理设计的。正常情况下,人眼能分辨出两点间的最小距离所形成的视角为最小视角,即1分视角,视力表就是以1分视角为单位进行分度的。它适用于3岁及以上儿童、青少年和成人的一般体检,招生、招工等体检的远、近视力测定与视力障碍筛查,属于强制性标准。

# 第四节 高度近视

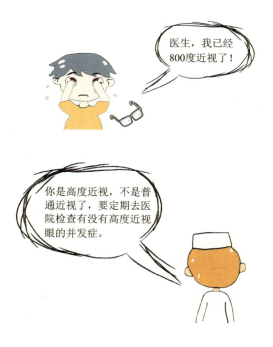

近视度数大于 600 度的近视均被称为高度近视。根据近视病程进展和病理变化又分为单纯性高度近视和病理性高度近视。

高度近视眼的并发症都很严重，并且对视力的损害非常大。最好的预防是每三个月到半年检查一次眼底，在并发症出现的早期及时遏制病情的恶化。

## 一、单纯性高度近视

指眼球发育基本稳定后，一般指成年后，近视度数稳定，眼轴不再逐年增长，并不伴有眼底病变的高度近视。这类近视一般不会出现严重的眼部并发症，只要佩戴合适的近视眼镜，就会得到很好的矫正。

## 二、病理性高度近视

指成年后，近视度数仍有每年超过 100 度的增长、眼轴逐渐变长的高度近视。这类近视的度数常在 1200 度以上，甚至可达 3000 度，眼轴长多大于 26 毫米，最佳矫正视力多低于 1.0，并且多伴有后巩膜葡萄肿、脉络膜萎缩、视网膜格子样变性、视网膜劈裂、黄斑裂孔甚至视网膜脱离等会引起失明的眼部疾病。

### ★ 后巩膜葡萄肿

眼球后极部的巩膜连同脉络膜一起局部向外膨出隆起。通过眼底检查、B 超等可以诊断，多表现为最佳矫正视力低于 1.0。

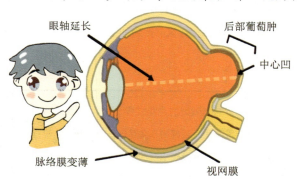

### ★ 黄斑部视网膜劈裂

黄斑部视网膜的神经上皮层劈裂为内外两层。因为黄斑是视觉最敏锐的部位,所以所有黄斑部的视网膜劈裂都会引起视力的急剧下降,甚至严重到矫正视力在0.1以下。一般需要对黄斑部进行OCT检查来确诊。

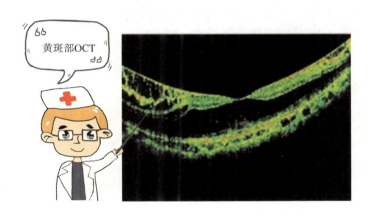

### ★ 黄斑裂孔

高度近视的眼轴持续性增长,因眼球壁三层的延展性不同,过度的延展常会引起黄斑部视网膜神经上皮层的断裂,造成黄斑裂孔,对视力造成不可逆的损害。多表现为视物中心暗点、视物变形等。

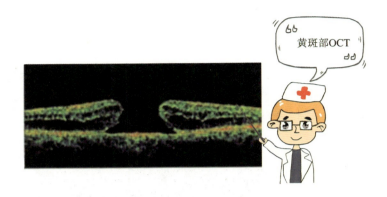

黄斑部OCT

## ★ 视网膜脱离

高度近视引起的视网膜脱离多为孔源性视网膜脱离。这是由于视网膜的格子样变性等异常引发了视网膜裂孔，结合玻璃体液化后引起的视网膜神经上皮层和色素上皮层脱离。早期多表现为眼前有固定黑影和视物有遮挡感。这是一种可以致盲的急症，需要尽快进行手术治疗，以挽救残留视力。通过眼底检查、B超等可以确诊。

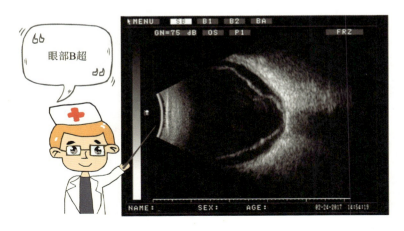

眼部B超

# 第三章 近视预防

## 第一节 近视预防——家庭篇

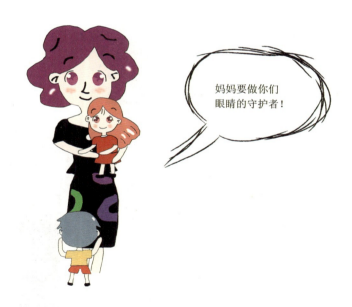

妈妈要做你们眼睛的守护者！

　　家长的关注对孩子的近视预防至关重要。0～6 岁是孩子视觉发育的关键期，这个时期的孩子，大部分的时间都在家里，家长应当了解科学用眼、护眼知识，以身作则，带动和帮助孩子养成良好的用眼习惯。

# 一、提供良好的居家视觉环境

### ★ 生活光源适当

不可过亮，也不可过暗。最适合的光度是相当于 60 瓦白炽灯的灯光，光线分布均匀，视觉感受舒服。

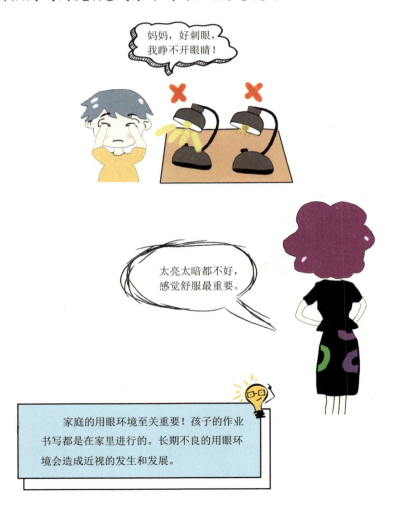

## ★ 学习光源合适

选择高色温光源（冷色光源），更有利于提高阅读、书写的舒适性。

☆ 推荐使用护眼灯。

普通台灯频率低（50 赫兹），会有肉眼感觉不到的灯光闪动（每秒 100 次左右）。用这种灯，时间长了眼睛容易疲劳，诱发近视。护眼灯频率高（40000～55000 赫兹），灯光闪动间隔大幅度下降，甚至可认为是零，从而实现视力保护的功能。

☆ 阅读时台灯放在左前方（习惯用左手者，则放在右前方）。

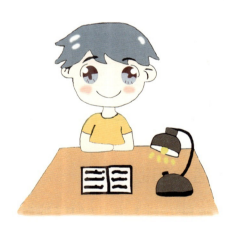

开台灯学习时，书房的顶灯也要打开。房间的亮度和桌面的亮度应相当，不可相差过大。如果桌面亮度与空间整体亮度差别过大，眼睛需要频繁调节适应明暗变化，长时间处在这种环境下容易引起视疲劳。

☆ 应选择合适的书桌。

青少年的书桌尺寸应该根据青少年的身高来确定。书桌应是能够调节高度的,高度一般在 50～75 厘米较好;书桌的宽度通常为 80 厘米,高度为 60 厘米。

单位均为:厘米

| 标准身高 | 适用身高 | 桌面高 | 座面高 | 课桌椅型号 |
|---|---|---|---|---|
| 180.0 | ≥173.5 | 76 | 44 | 1号 |
| 172.5 | 165-179 | 73 | 42 | 2号 |
| 165.0 | 158-172 | 70 | 40 | 3号 |
| 157.5 | 150-164 | 67 | 38 | 4号 |
| 150.0 | 143-157 | 64 | 36 | 5号 |
| 142.5 | 135-149 | 61 | 34 | 6号 |
| 135.5 | 128-142 | 58 | 32 | 7号 |
| 127.5 | 120-134 | 55 | 30 | 8号 |
| 120.0 | 113-127 | 52 | 29 | 9号 |
| 112.5 | 119及以下 | 49 | 27 | 10号 |

# 二、增加户外活动和锻炼

2017 年全国爱眼日的主题是"'目'浴阳光,预防近视"。强调了户外活动在近视预防中的重要作用。

爱眼日,英文为"Sight Day"。1996年,国家卫生部、国家教育部、共青团中央、中国残联等12个部委联合发出通知,将爱眼日列为国家节日之一,并重新确定每年6月6日为"全国爱眼日"。

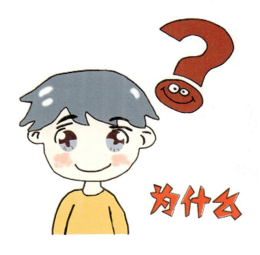

光照可以促进眼内多巴胺的产生。目前的研究显示多巴胺在近视发展中可起到"停止信号"的作用。所以户外活动可以有效地抑制近视的发生及发展。

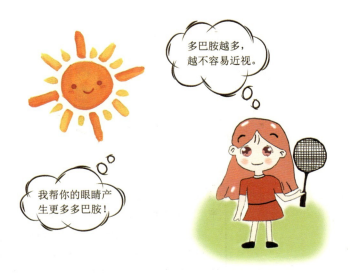

多巴胺越多，越不容易近视。

我帮你的眼睛产生更多多巴胺！

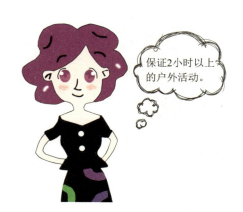

保证2小时以上的户外活动。

每天保证 2 小时以上自然光下的户外活动,这可以抵消一天因为近距离用眼带来的近视风险。

帮助孩子掌握1～2项体育运动技能,如羽毛球、乒乓球、篮球等,督促孩子坚持运动,引导孩子养成经常锻炼的习惯。

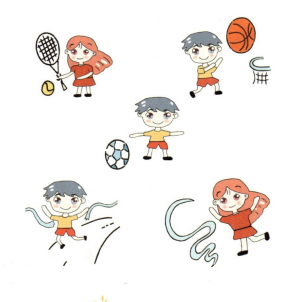

每天充足的户外运动是预防和控制近视的关键!户外光照的时间越长,眼睛产生的多巴胺就越多,越不容易近视。

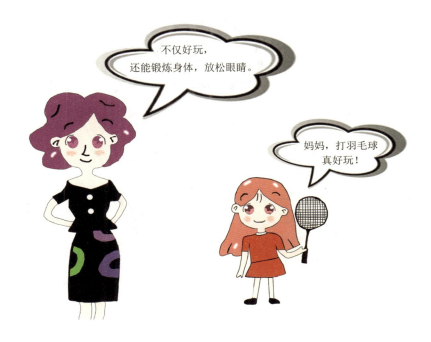

不仅好玩，还能锻炼身体，放松眼睛。

妈妈，打羽毛球真好玩！

## 三、控制电子产品的使用

电子产品的普及在给孩子的生活带来便利的同时，也给孩子的眼睛带来了巨大的健康隐患。

### ★ 眨眼次数减少，眼睛干涩疼痛

眼睛每分钟眨眼约 20 次，但在认真看电子产品时，眨眼次数会大大减少，甚至每分钟只眨眼 2～3 次。眨眼次数减少会降低泪液对角膜的保护，出现眼干、眼痛等不适症状。

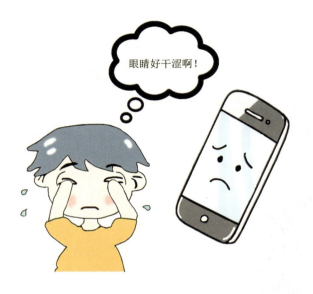

### ★ 眼睛肌肉疲劳,近视发展快

长时间近距离盯着电子产品,会使眼睛的肌肉长期处于疲劳状态,不能放松,会引起近视度数的快速增长。

### ★ 电子产品的电离辐射会对眼睛造成不可逆的损害

家长陪伴孩子时应尽量减少电子产品的使用,要做到:

☞ 非学习目的的电子产品的单次使用时间不宜超过 15 分钟。

☞ 每天使用电子产品的时间累计不宜超过 1 小时。

☞ 使用电子产品 30～40 分钟后,应休息远眺(6 米外),放松 10 分钟。

☞ 观看距离为电子产品屏幕对角线长度的 6 倍。

☞ 尽量在自然光源或类似自然光源下使用电子产品。

☞ 年龄越小,连续使用电子产品的时间应越短。

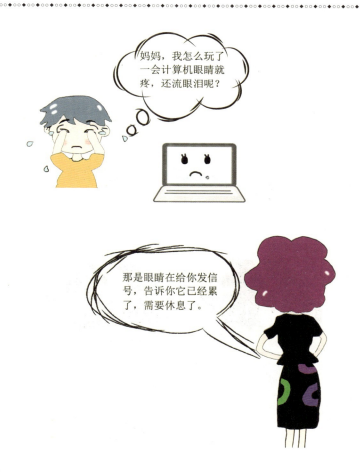

妈妈,我怎么玩了一会计算机眼睛就疼,还流眼泪呢?

那是眼睛在给你发信号,告诉你它已经累了,需要休息了。

电子产品是好工具,但好工具需要有正确的使用方法才能发挥更大的用处!

## 四、减轻课外学习负担

☞ 课外培训应根据孩子的兴趣合理选择,避免学校减负,家庭增负。

☞ 小学一、二年级课外培训应以培养体育技能为主,多选择室外的培训环境。

☞ 小学三至六年级可适当增加课外培训时间,但不要盲目跟风,应选择一至两种孩子感兴趣的课程,有针对性地培养。

☞ 初、高中阶段,因孩子在学校的课业负担已经不小,建议减少不必要的课外培训。

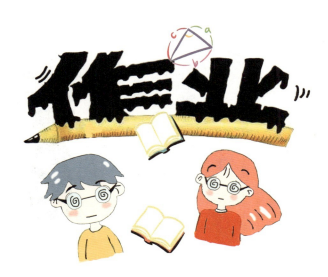

## 五、避免不良用眼行为

家长应引导孩子养成正确的用眼习惯。

☞ 应避免用眼时间过长。连续读写 40 分钟后应休息片刻或向远处眺望 10 分钟。

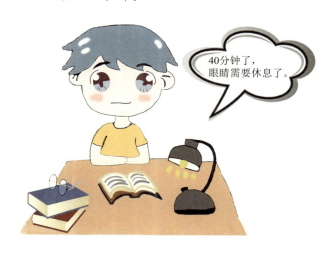

☞ 应避免用眼距离过近。正常的读写距离应是 30～35 厘米。

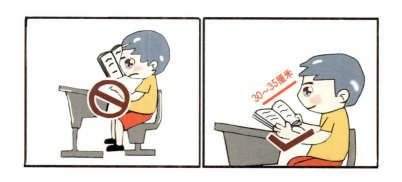

☞ 应避免书写姿势不端正。应保持"三个一"读写姿势：眼睛与书本距离应约为一尺（约 30 厘米）；胸前与课桌距离应约为一拳（7～8 厘米）；握笔的手指与笔尖距离应约为一寸

（约 2.5 厘米）。

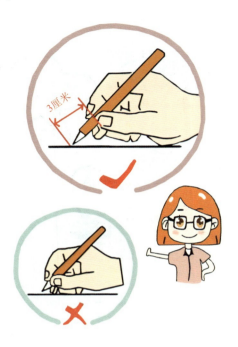

&#9742; 应避免睡眠不足。充足的睡眠可以有效放松眼睛的睫状肌，避免因眼睛疲劳、睫状肌痉挛引起的近视加深。

&#9742; 应避免照明光线过强或过弱。

&#9742; 应避免在走路或坐车等移动状态下看书或看电子产品。

# 六、保证睡眠和营养

家长要做好孩子的后勤保障工作。

&#9742; 应确保孩子每天都有充足的睡眠，如小学生每天需睡眠 10 个小时，初中生 9 个小时，高中生 8 个小时。

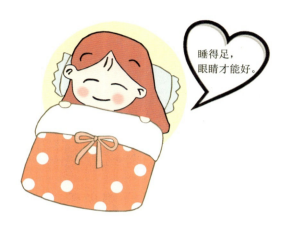

睡得足，
眼睛才能好。

☞ 要为孩子准备有益于视力健康的营养膳食。少吃甜食，因为过量的甜食会造成体内维生素 B 和钙的丢失，加速近视发展。多吃对眼睛有益的食物，如：

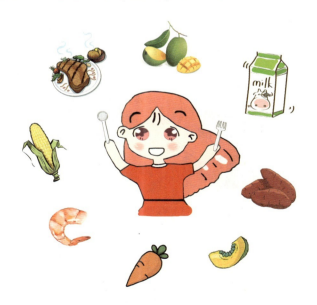

叶黄素类食物

叶黄素是一种强抗氧化剂,可以吸收和消除紫外线对眼睛的损害,有效保护视力。

草莓、蓝莓等浆果含有丰富的叶黄素。

 维生素类食物

胡萝卜、芒果、甘薯、哈密瓜等都含有丰富的维生素 A,可以缓解视疲劳,减少夜盲症、干眼症等的发生。

芝麻、杂粮等富含维生素 B,可以保护孩子的视神经发育。

 优质蛋白质

瘦牛肉、鱼、虾、奶等富含优质动物性蛋白质,豆类等富含优质的植物性蛋白质,它们可以消除眼肌的紧张,防止患者近视加深。

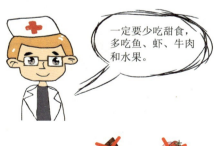

一定要少吃甜食,多吃鱼、虾、牛肉和水果。

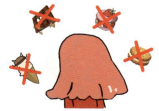

# 七、早发现、早干预、改变"重治轻防"观念

家长要做孩子近视防治的"总管家",把孩子的近视遏制在萌芽状态。

### ★ 定期检查

从 3 岁开始带孩子进行视力检查,并给孩子建立视力档案,观察孩子视力变化的情况。

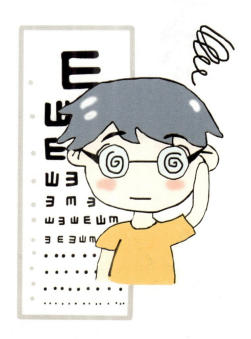

### ★ 日常观察

在日常生活中,应及时发现孩子近视的征兆。

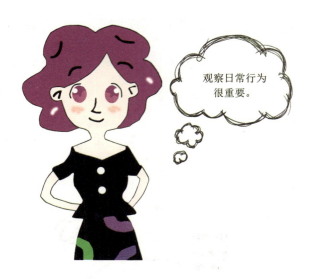

如果孩子经常在极近(如 1 米)的距离内看电视,就应当引起家长注意,尽早去医院检查。

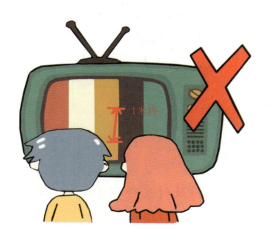

如果孩子无论看近或看远，都经常性地眯眼，就需及时检查。

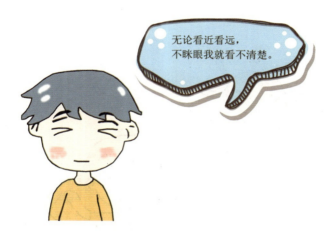

如果孩子平时看东西都很正常，但集中注意力看东西时，就会把头歪向一边或经常性地揉眼睛。

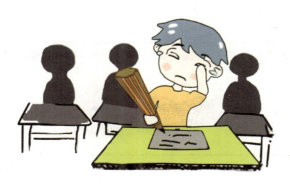

　　有些孩子，在近视的早期会先出现一个眼的视力差，而另一只眼的视力正常的现象，这时就会出现在阳光下喜欢闭一只眼的情况。

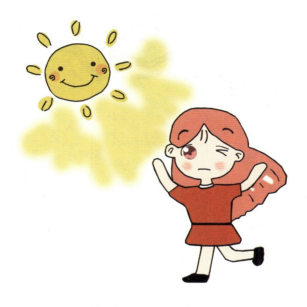

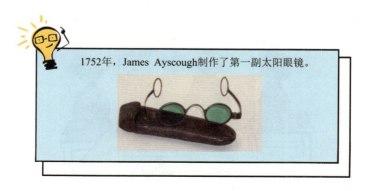

1752年，James Ayscough制作了第一副太阳眼镜。

征兆五：眼疼

近视的早期多伴有眼肌的疲劳和调节力下降，这时常常会感到眼疼。

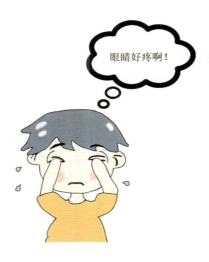

# 第二节　近视预防——学生篇

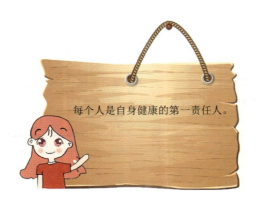

每个人是自身健康的第一责任人。

学生要主动学习掌握科学用眼、护眼等健康知识，并向家长宣传。积极关注自身视力状况，自我感觉视力发生明显变化时，要及时告知家长和教师，尽早到眼科医疗机构检查和治疗。学生应遵守《综合防控儿童青少年近视实施方案》的各项要求，养成健康的用眼习惯。

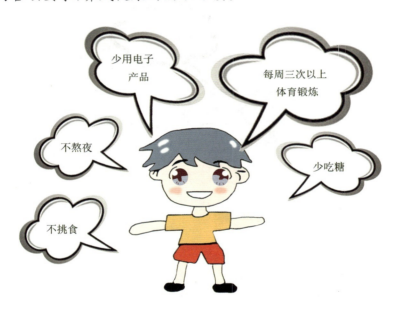

少用电子产品

每周三次以上体育锻炼

不熬夜

少吃糖

不挑食

　　2018年8月30日，教育部、国家卫生健康委员会等8部门联合印发《综合防控儿童青少年近视实施方案》，提出了到2030年将我国6岁儿童近视率控制在3%左右的目标。

☞ 发现眼睛出现看远不清楚等不适时，要及时向家长汇报。

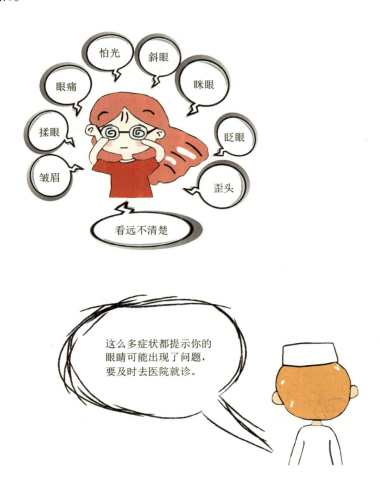

☞ 要及时到正规的眼科医疗机构检查和治疗，了解医院对眼睛的检查流程，做到不讳疾忌医。

第一步：查视力。

会认"E"字视力表，检查时做到不偷看、不眯眼、不瞎猜，向医生真实展现自己的视力情况。

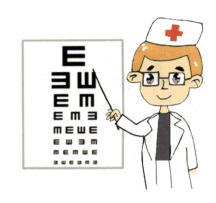

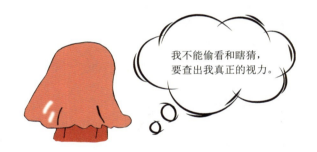

我不能偷看和瞎猜，要查出我真正的视力。

视力表为什么要用"E"字？

　　我国选用了"E表"作为视力表，主要原因是"E表"适用于母语不使用字母的人群。还有一个重要的好处在于，"E表"具有一定的栅格结构，这对于测试散光是有一定帮助的。

第二步：测眼压。

这是眼科常用的一项检查，用来检测我们眼睛内的压力。

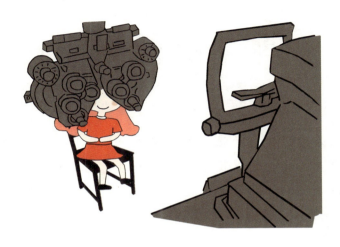

第三步：裂隙灯检查。

检查眼球前后各层组织结构，排除白内障、青光眼等眼病。

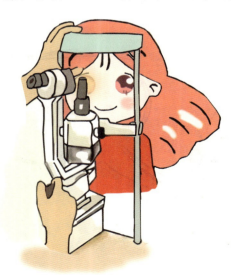

第四步：散瞳验光。

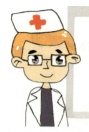

由于儿童的睫状肌调节能力很强，不散瞳的情况下绝大部分孩子的度数变化很大，无法准确验光，所以儿童最好散瞳验光。

因为中小学生的眼睛经常长时间、近距离读写，所以眼睛肌肉会过度疲劳。散瞳验光的目的是放松眼睛的睫状肌，在眼睛失去调节作用的情况下验出真实的度数。所以16岁以下，视力有异常的儿童必须散瞳验光。

常用的方法是：使用托吡卡胺眼药水，每隔10分钟滴1次，每次1滴，点双眼，点滴6次后验光。

第五步：确诊为真性近视后，医生会开具配镜处方。

学生应遵从医嘱，积极进行近视治疗。

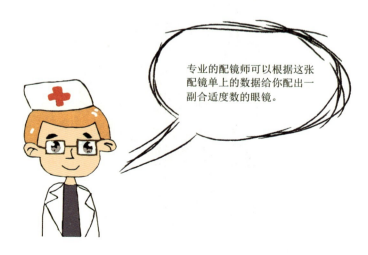

专业的配镜师可以根据这张配镜单上的数据给你配出一副合适度数的眼镜。

这张配镜单表示，这位同学的双眼都是**300**度近视，**100**度散光，散光的轴位在**180**度。

## 常见验光配镜单样式

| | | 球镜(DS) | 柱镜(DC) | 轴线(AX) | 视力 | 瞳距(PD) |
|---|---|---|---|---|---|---|
| **1** | | | | | | |
| **2** | 右眼（O.D) | -3.00 | -1.00 | 180 | 1.0 | |
| **3** | 左眼（O.S) | -3.00 | -1.00 | 180 | 1.0 | |

据史料记载，第一副真正的眼镜出现在13世纪的意大利佛罗伦萨，是由一个玻璃工创制的。这种眼镜是将镜片装在可折叠木框或金属框里，镜框可以开合。佩戴时夹在鼻子上，不用时可将其折叠，放在镜盒里。

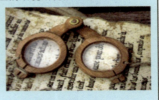

# 第三节 近视预防——学校篇

## 一、减轻学生学业负担

### ★ 规范课程开设

坚持"零起点"教学，严格执行教学计划，严禁"超纲教学""提前教学"。

学校每学期初必须公开课程设置、教学计划，并全程接受监督。

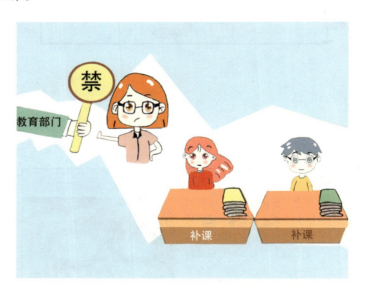

### ★ 严格控制学生作业量

小学一、二年级不应布置书面课后作业。

小学三至六年级学生的书面家庭作业完成时间不得超

过 60 分钟。

初中生的家庭作业完成时间不得超过 90 分钟。

高中阶段也要合理安排作业量。

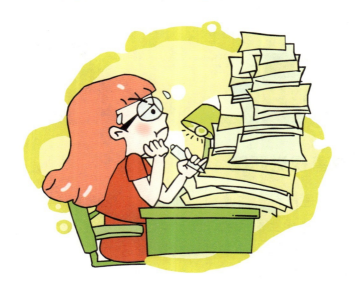

## 二、加强考试管理

推行义务教育学校一律免试招生入学,禁止任何小学、中学(初中)通过考试、面试、面谈、考查等方式或擅自附加任何条件招生。

严格执行义务教育阶段校内统一考试次数的规定,小学一、二年级每学期统一考试不得超过 1 次,其他年级每学期统一考试不得超过 2 次。

严禁把各类竞赛获奖证书、学科竞赛排名成绩或考级证明等作为招生入学条件。

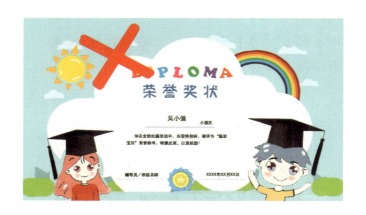

## 三、改善视觉环境

☞ 要选择合适高度的桌椅。椅面距地面的高度与小腿长度一致,使学生坐在椅子上时,大腿和小腿呈直角。

中小学阶段,桌面和椅面的间距通常应为 25～30 厘米。身高 160～170 厘米的学生,桌椅高度差可增大到 30～35 厘米。每学期对课桌、课椅高度进行个性化调整,使其适应学生的生长发育变化。

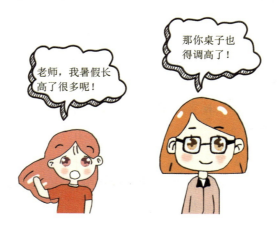

☞ 教室大小要适宜,黑板与学生的距离要适中,不能近于 2 米,也不能远过 6 米;黑板表面不能反光,使用的印刷品字迹要清楚,颜色对比要鲜明;学生座位的位置要定期调换。

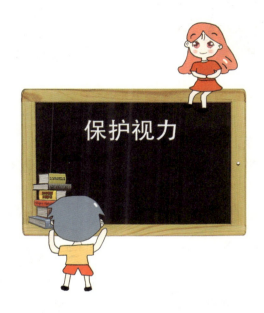

☞ 照明要符合标准:教室、图书馆、阅览室等的采光和照明要达到《中小学校教室采光和照明标准》的要求。

☞ 消除"大班额"现象,避免一个班里容纳过多的学生。

## 四、坚持做眼保健操等

严格要求中小学生每天上、下午各做 1 次眼保健操。

☞ 第一节:揉天应穴

用左右大拇指罗纹面接触左右眉头下面的上眶角处。其他四指散开弯曲如弓状,支在前额上,按压面不要太大。

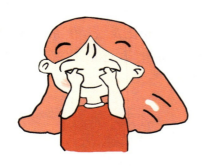
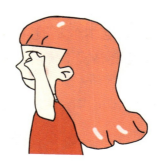

第一节：揉天应穴

☞ 第二节：挤按睛明穴

以左手或右手大拇指和食指按鼻根部，先向下按，然后向上挤。

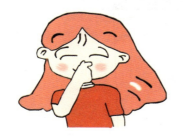
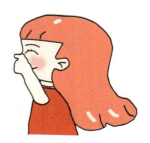

第二节：挤按睛明穴

☞ 第三节：揉四白穴

先以左右食指和中指并扰，放在靠近鼻翼两侧，大拇指支撑在下颚骨凹陷处，然后放下中指，在面颊中央按揉。注意穴位不要移动，按揉面不要太大。

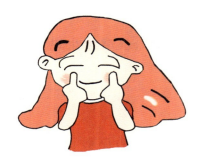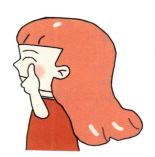

第三节：揉四白穴

☞ **第四节：按太阳穴、轮刮眼眶**

拳起四指，以左右大拇指罗纹面按住太阳穴，以左右食指第二节内侧轮刮眼眶上下一圈；上侧从眉头开始，到眉梢为止；下面从内眼角起至外眼角止，先上后下，轮刮上下一圈。

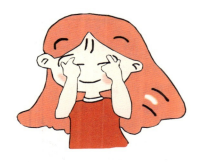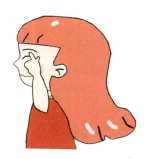

第四节：轮刮眼框

小提示：做眼保健操时应始终闭着眼睛，手法要轻缓，揉按面要小，以感觉酸胀力度，不要过分用力，防止压迫眼球，结束后再闭眼休息或向窗外远望片刻,使眼睛得到充分休息。

教会学生正确的握笔和读写姿势,提醒学生遵守"三个一"的要求。

# 五、强化户外体育锻炼

☞ 按照动静结合、视近与视远交替的原则,督促学生课间到室外活动,防止持续疲劳用眼。

☞ 确保中小学生在校时每天有 1 小时以上的体育活动时间。

☞ 确保体育课程标准:小学一、二年级每周确保 4 课时的体育课,三至六年级每周确保 3 课时的体育课,高中阶段每周确保 2 课时的体育课。

☞ 中小学校每天要安排至少 30 分钟的大课间体育活动。

眼保健操是根据祖国医学推拿、经络理论,结合体育医疗综合而成的按摩法。它通过对眼部周围穴位的按摩,使眼内气血通畅,改善神经营养,以达到消除睫状肌紧张或痉挛的目的。实践表明,眼保健操同用眼卫生相结合,可以控制近视眼的新发病例,起到保护视力、防治近视的作用。

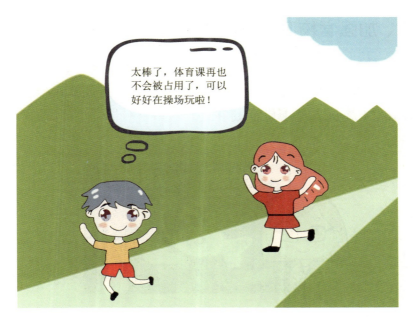

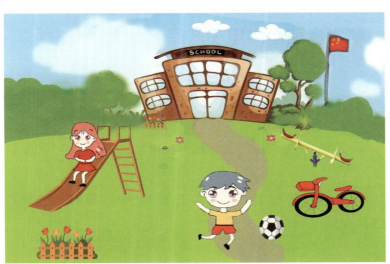

# 六、加强学校卫生与健康教育

积极利用广播、宣传栏、家长会等形式对学生和家长开展科学用眼、护眼的健康教育。支持鼓励学生成立健康教育社团，开展视力健康同伴教育。

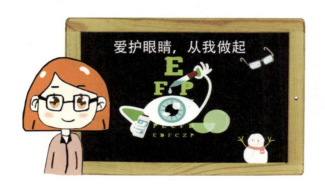

# 七、科学合理使用电子产品

☞ 指导学生科学规范地使用电子产品。

☞ 每连续使用电子产品 40 分钟至少要休息 10～15 分钟。

☞ 严禁学生将个人手机、平板电脑等电子产品带入课堂。

☞ 老师使用电子影像设备开展教学时，原则上使用时长不超过教学总时长的 30％。

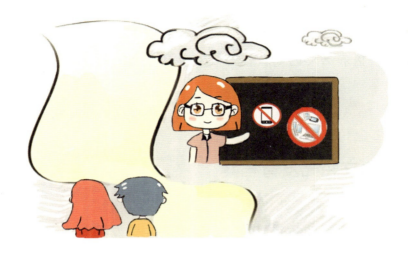

## 八、定期开展视力监测

☞ 定期接收医疗卫生机构转来的儿童、青少年视力健康电子档案,确保一人一档,并随学籍变化实时转移。

☞ 坚持每学期 1 次的学生健康体检和每学期 2 次的视力监测。

☞ 及时发现学生的视力不良现象,并告知家长,以便学生及时得到治疗。

☞ 及时上报学生视力不佳检出率和新发率等。

☞ 应配合医疗卫生机构开展视力筛查。

## 九、加强视力健康管理

☞ 要建立学校、家长及学生三位一体的视力健康管理队伍,明确和细化职责。

☞ 开展近视防治宣传科普知识课堂,规范学生日常行为规范。

☞ 加强医务室（卫生室、校医院、保健室等）力量，按标准配备校医和必要的药械设备及相关的监测检查设备。

# 第四节　近视预防——医院篇

## 一、建立屈光发育档案

3 岁以上儿童就应建立屈光发育档案。

档案内容包括裸眼视力、最佳矫正视力及屈光度数，此外还包括角膜曲率、眼轴长度、前房深度、眼压、身高、体重等生理指数。

屈光发育档案的意义——防治近视的依据

了解各年龄段屈光发育的状态，可以捕捉预防近视的有效节点，为防治近视提供准确的判断依据。

明确近视眼发生与身体参数间的关系，以便针对不同人群采取不同的防治策略。

儿童视力发育是从出生时的远视眼发育到9岁左右的正视眼的过程。儿童的睫状肌调节能力非常强，孩子有时通过眯眼、斜眼、歪头、揉眼等方式可以短暂地提高视觉敏感度。所以通过看视力表来检查视力的做法不足以及时发现早期近视，因此有必要及早为儿童建立屈光发育档案。

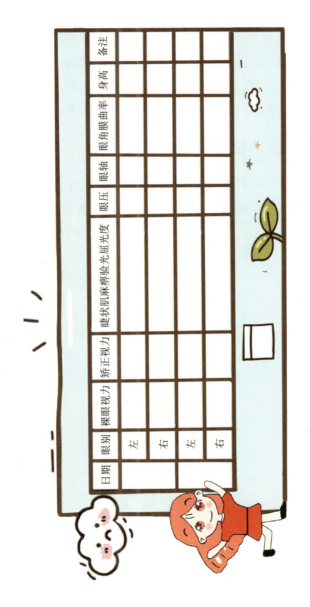

| 日期 | 眼别 | 裸眼视力 | 矫正视力 | 睫状肌麻痹验光屈光度 | 眼压 | 眼轴 | 眼角膜曲率 | 身高 | 备注 |
|---|---|---|---|---|---|---|---|---|---|
| | 左 | | | | | | | | |
| | 右 | | | | | | | | |
| | 左 | | | | | | | | |
| | 右 | | | | | | | | |

## 二、规范诊断治疗

规范包括眼科检查在内的全面医学检查：

测量视力、眼位、眼轴、眼压、眼角膜曲率、色觉、医学验光、视功能、身高、体重；筛查青光眼、白内障等眼病。

## 三、加强视力健康教育

定期走进校园开展视力筛查合作项目，以讲座、宣传册等形式在中小学进行爱眼护眼知识宣传教育。

# 第四章 近视的矫正和治疗

## 第一节 框架眼镜

框架眼镜是真性近视最安全有效、最经济实惠的矫正方法。但佩戴框架眼镜需要注意以下几点：

☞ 需先在眼科医疗机构散瞳验光后，拿着医生开出的配镜单到正规的眼镜店配取眼镜。

☞ 挑选镜框时要考虑脸部的宽度，镜框过宽或过窄都会影响佩戴的舒适度和清晰度。双眼的瞳孔最好正对镜片的中心位置。

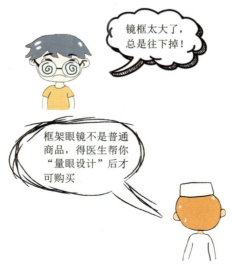

镜框太大了，总是往下掉！

框架眼镜不是普通商品，得医生帮你"量眼设计"后才可购买

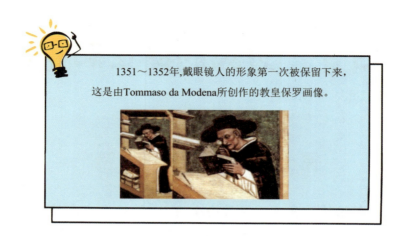

1351～1352年,戴眼镜人的形象第一次被保留下来,这是由Tommaso da Modena所创作的教皇保罗画像。

☞ 根据中小学生活泼好动的特点,推荐使用塑胶质地的全框镜架。这种镜架质软、边槽较宽、镜片安装牢固,儿童佩戴舒适,又不易损坏。

☞ 镜片推荐使用树脂镜片,因其轻便又不易破碎,可减少因为镜片破碎而引起的外伤。

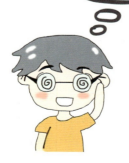

我的眼镜镜架质软、边槽较宽,镜片安得很牢固,戴着很舒服。我的镜片是树脂镜片,既轻便又不易碎,

☞ 近视度数越高，越要选择折射率更高、镜体更薄的镜片。这种镜片不仅清晰度高，而且能减轻鼻子的负担。

☞ 佩戴和摘取眼镜应以双手操作，以免造成眼镜变形。

☞ 用纸巾、衣服等擦拭镜片会造成镜片磨损。应先用中性清洗剂清洗眼镜再用专用的眼镜布擦拭。

☞ 当出现镜片磨损、镜架变形、螺丝松动等情况时，应及时找眼镜店的专业人员进行调整和维修。

# 第二节　角膜塑形镜

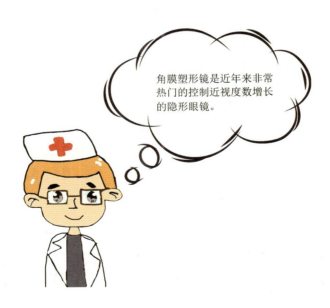

角膜塑形镜是近年来非常热门的控制近视度数增长的隐形眼镜。

角膜塑形镜是一种硬性的隐形眼镜，跟普通成人佩戴的软性隐形眼镜的治疗机理不同。需要强调的是角膜塑形镜并不能根治近视，理论上只能控制近视度数增长，而且并不是百分之百有效，仍有一些青少年在佩戴角膜塑形镜后近视度数会继续增加，其原因有待进一步研究。

角膜塑形镜分为夜戴镜和日戴镜两种。普遍认为夜戴镜对于控制中低度数的近视增长有较好效果。

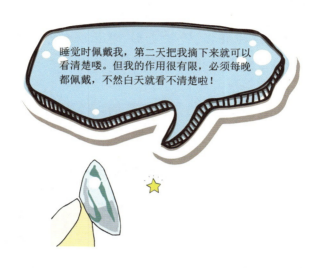

睡觉时佩戴我，第二天把我摘下来就可以看清楚喽。但我的作用很有限，必须每晚都佩戴，不然白天就看不清楚啦！

不同品牌的夜戴镜适用范围不同，按个体情况一般适用于 600 度以下的近视，150 度以下的散光。患者需在晚间睡觉时佩戴，通过镜片的下压和对眼睑的按摩作用达到治疗效果。

高质量的夜戴型角膜塑形镜片是国际上正式批准使用的医疗器械，对矫正屈光不正有很好的效果，也是控制或延缓近视和散光度数加深的最好方法。

睡梦中！给疲惫的眼睛软性按摩　　　　白天脱镜，一整天享受高清视力

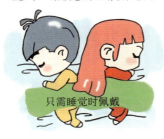

只需睡觉时佩戴

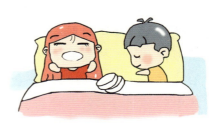

　　角膜塑形镜的原理是通过特殊设计的镜片，对称地、渐进地改变角膜中央表面的形态来矫正近视。这种矫正效果是临时的、会消失的。使用角膜塑形镜需要保证每晚8～10小时的睡眠，并要每晚佩戴。

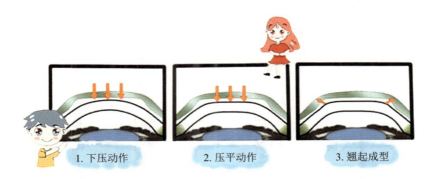

1. 下压动作　　　　2. 压平动作　　　　3. 翘起成型

　　佩戴角膜塑形镜需要注意的事项有：

☞ 必须到专业的眼科医疗机构验配。

　　需要检查的项目有：屈光度、角膜硬度、角膜散光、角膜内皮细胞、眼压，并排除其他眼病。

☞ 必须通过试佩戴再配镜。

在正式佩戴角膜塑形镜前，眼科医生会根据孩子的角膜形态和近视度数等选择试佩戴用的镜片让孩子试戴。试戴一般需要戴1～2小时，一方面是看孩子自身是否能适应角膜塑形镜；另一方面是帮助医生评估孩子的眼睛是否适合此种治疗方法。评估的内容一般有：镜片的活动度、松紧度、是否居中和经过1～2小时的佩戴能矫正的近视度数。如果试戴效果不好，切勿勉强佩戴，应当听从医生的建议，不可自作主张。

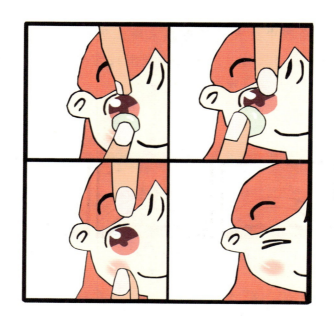

☞ 患有过敏性紫癜、鼻窦炎、哮喘等病或抵抗力低、过敏性体质的人不适合佩戴角膜塑形镜。

☞ 在感冒、发热和眼睛有炎症等身体不适情况时应暂停佩戴角膜塑形镜。家长应给孩子配一副备用的框架眼镜，以便在出现上述情况时使用。何时可再次佩戴？要待身体状况转好，去眼科医院复查，在得到医生的许可后方可继续佩戴角膜塑形镜。

☞ 一般建议 8 岁以上的青少年佩戴。

☞ 佩戴后要定期去眼科医疗机构复查。一般第一次戴镜后的次日早晨，一周后、半年之内的每个月，半年之后的每三个月均需复查。在此期间，如出现眼红、眼痛等不适状况，应立即停戴，并及时到医院检查。

☞ 一副角膜塑形镜的佩戴期限多为一年。虽然角膜塑形镜价格比普通的框架眼镜高，从几千到上万元不等，但家长不可因为花费较高等问题而让孩子超期限佩戴。

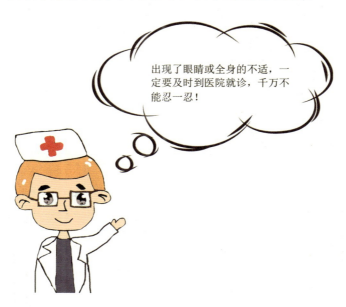

出现了眼睛或全身的不适，一定要及时到医院就诊，千万不能忍一忍！

任何一种治疗都不是万能和百分之百有效的，其在带来良好治疗效果的同时，往往都存在一些并发症。科学的验配和正规的日常护理可以有效降低并发症的发生。家长应根据孩子的自身情况和眼科医生的建议谨慎选择。

佩戴角膜塑形镜可能出现的并发症如下：

- 过敏性结膜炎；
- 点状角膜上皮脱落；
- 角膜新生血管；
- 角膜炎；
- 干眼症。

出现这些不适后要立即停戴并到医院就诊。

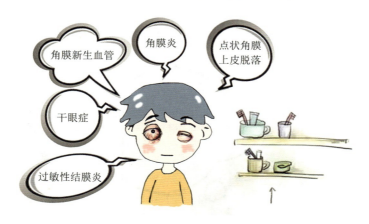

美国禁了角膜塑形镜？这是谣言

角膜塑形镜在美国被禁一事纯属谣言，目前中国食品药品监督管理局和美国FDA均已在严格的临床实验论证后批准了它的使用，所以只要在医院和具备资质的眼科医生指导下使用是安全的，家长们无需太担心。

# 第三节 药物治疗

近视的治疗药物多是睫状体松弛剂,常用于对假性近视的治疗和缓解近视度数的增加。常用的药物如下:

☞ 含量为 0.01% 的阿托品眼药水,可以起抑制眼轴增长的作用。

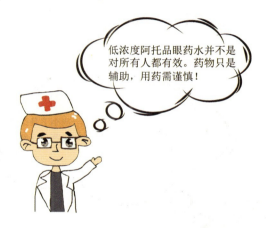

☞ 消旋山莨菪碱和托吡卡胺眼药水,可以放松眼睛的睫状肌。

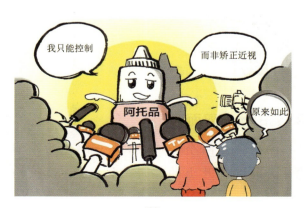

需要谨慎使用这些药物，用药注意事项如下：

☞ 常见副作用有畏光、结膜炎等。

☞ 用药前必须到眼科医疗机构就诊，排除青光眼等禁忌症后，遵医嘱使用，不可自行购买使用。

☞ 药物治疗只是辅助治疗，近视的防治主要还需依靠坚持正确的用眼习惯。

# 第四节　视觉训练

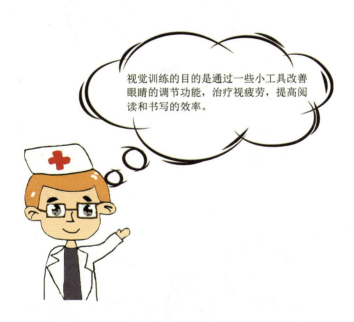

视觉训练的目的是通过一些小工具改善眼睛的调节功能，治疗视疲劳，提高阅读和书写的效率。

## ★ 反转拍(也叫双面镜)

反转拍的一侧是两个凸透镜，另一侧是两个凹透镜。孩子透过镜片去读取卡片上的字母，通过凸透镜放松眼睛进行调节,通过凹透镜刺激眼睛进行调节。这样一正一负,一松一紧,像弹簧一样,使孩子的眼睛调节更加灵敏,不易疲劳,有助于减缓近视度数的加深。

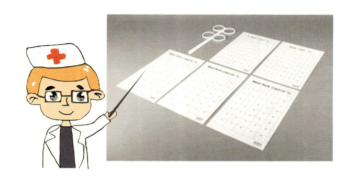

### ★ 聚散球

聚散球就是在一根绳子上串有红黄绿三个小球。这是一种生理性复视训练,让孩子注视小球,通过移动小球的位置训练双眼集合和散开的能力。

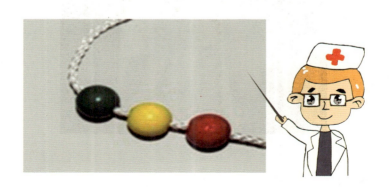

训练方法如下：

☞ 将绳子一端固定（与眼在一个水平上），另一端拉紧至鼻尖部，保持绳子平直。

☞ 红球放在 30 厘米处，黄球放在 60 厘米处。

☞ 注视近处的红球，远处的黄球会慢慢变成两个，绳子刚好在红球处相交，注视 5 秒。

☞ 5 秒后，注视远处的黄球，近处的红球为两个，绳子刚好在黄球处相交，注视 5 秒。

☞ 重复 3～4 次，将红球移近 5 厘米，黄球距离不变。

上述动作重复 10 次。

☞ 继续移近红球，每次移近 5 厘米。

☞ 每一次移动后，进行 10 次双眼聚散运动。

☞ 重复以上动作直到红球位于鼻尖前 2.5 厘米。

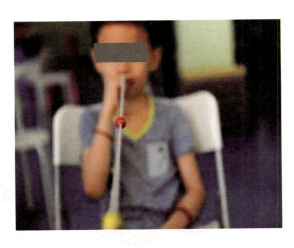

★ **字母训练表/晶体操表**

晶体操是眼睛晶状体做的体操，通过让眼睛晶状体交替地看近、看远,使晶状体充分伸展,以达到缓解或消除睫状肌紧张,减少眼睛疲劳的目的。

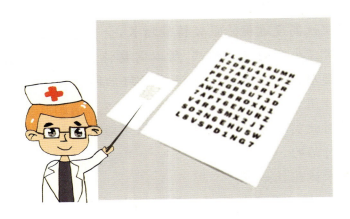

训练方法如下:

将大字母表固定放在孩子眼前 3 米处(与视线保持平行),手持小字母表放在孩子眼前 40 厘米处。让孩子交替阅读大/小字母表,尽力保持视觉清晰,每分钟可以交替 10 次。

☞ 先读小字母表第一行字母,保持清晰,依次读出每个字母,边读边将小字母表移近,直到模糊,再移远大约 2.5 厘米,保持这个距离。

☞ 交替阅读大字母表第一行字母。

☞ 读完后再交替阅读小字母表上第二行字母,方法同第一步,读完后再交替读大字母表第二行。

☞ 以此类推,直至读完 10 行。

# 第五节　病理性高度近视的治疗

病理性高度近视的眼轴持续增长,会带来一系列严重甚至导致可能失明的眼部疾病,所以需要特别关注。前面介绍的角膜塑形镜对于此类近视没有很好的控制度数和治疗并发症的作用。

针对此类进行性高度近视,多采用后巩膜加固术的手术方式进行治疗。

手术适应症如下:

☞ 近视屈光度大于 600 度,眼轴大于 24 毫米,且每年近视度数增加大于 100 度,眼轴增长大于 1 毫米。

☞ 有家族高度近视病史。

☞ 伴有后巩膜葡萄肿、黄斑部视网膜劈裂等眼底疾病。

手术的方式和目的:应用异体巩膜等作为加固材料,缝合在眼球后极部变薄的巩膜壁上。这个特殊的加固材料像补丁一样增加了眼球壁的厚度和弹性,阻止了眼球后极部的进行性扩张和眼轴的进行性延长,可一定程度上减少近视度数的增长,缓解视网膜劈裂等并发症。

# 第六节　屈光手术

屈光手术是美国眼科学会认证的安全等级很高的手术。

屈光手术有准分子激光、飞秒激光和有晶体眼人工晶体植入三种类型。

准分子激光和飞秒激光都是通过切削一部分角膜组织来达到矫正近视的目的。

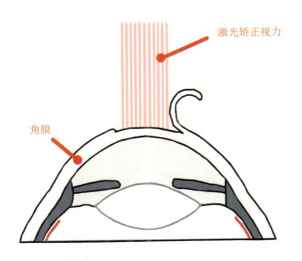

激光矫正视力

角膜

激光近视手术通过了美国食品和药物管理局(FDA)、欧洲共同体(CE)、中国食品和医药管理局(SFDA)等严格认证，进入我国有二十多年的历史，其间又不断地进行设备和技术的更新，技术更加先进、安全、有效。

有晶体眼人工晶体植入手术是将一种特殊材质的"镜片"植入眼内,相当于把眼镜戴在眼睛里。

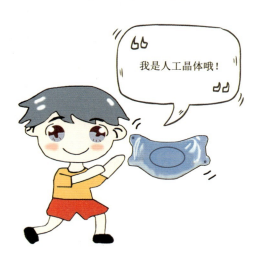

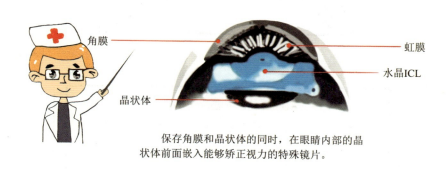

保存角膜和晶状体的同时，在眼睛内部的晶状体前面嵌入能够矫正视力的特殊镜片。

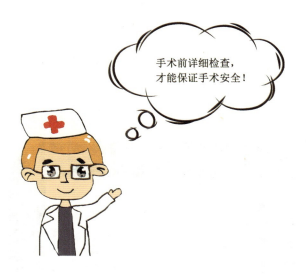

手术前详细检查，
才能保证手术安全！

屈光手术适用于成年以后的近视患者，并且近视度数稳定一年以上。手术前要完善角膜厚度、曲率、角膜内皮计数、前房深度等数据，全面评估手术适应症，排除手术禁忌后才可手术。

# 第五章 答疑解惑

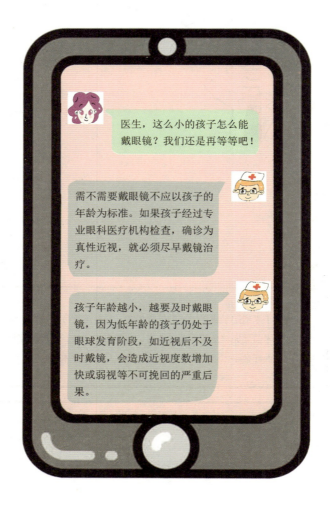

医生，这么小的孩子怎么能戴眼镜？我们还是再等等吧！

需不需要戴眼镜不应以孩子的年龄为标准。如果孩子经过专业眼科医疗机构检查，确诊为真性近视，就必须尽早戴镜治疗。

孩子年龄越小，越要及时戴眼镜，因为低年龄的孩子仍处于眼球发育阶段，如近视后不及时戴镜，会造成近视度数增加快或弱视等不可挽回的严重后果。

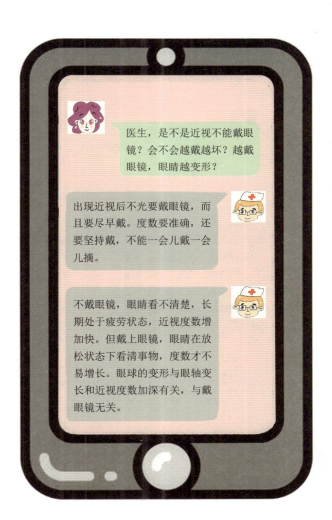

医生，是不是近视不能戴眼镜？会不会越戴越坏？越戴眼镜，眼睛越变形？

出现近视后不光要戴眼镜，而且要尽早戴。度数要准确，还要坚持戴，不能一会儿戴一会儿摘。

不戴眼镜，眼睛看不清楚，长期处于疲劳状态，近视度数增加快。但戴上眼镜，眼睛在放松状态下看清事物，度数才不易增长。眼球的变形与眼轴变长和近视度数加深有关，与戴眼镜无关。

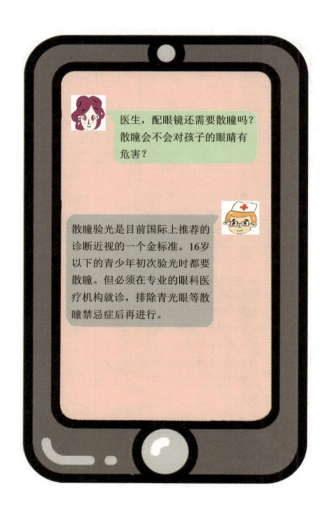

医生，配眼镜还需要散瞳吗？散瞳会不会对孩子的眼睛有危害？

散瞳验光是目前国际上推荐的诊断近视的一个金标准。16岁以下的青少年初次验光时都要散瞳。但必须在专业的眼科医疗机构就诊，排除青光眼等散瞳禁忌症后再进行。

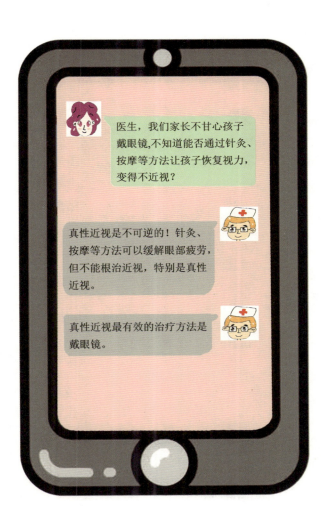

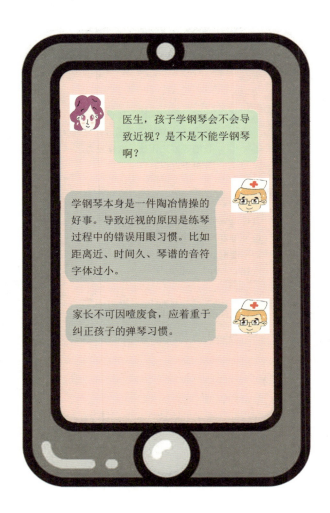

医生，孩子学钢琴会不会导致近视？是不是不能学钢琴啊？

学钢琴本身是一件陶冶情操的好事。导致近视的原因是练琴过程中的错误用眼习惯。比如距离近、时间久、琴谱的音符字体过小。

家长不可因噎废食，应着重于纠正孩子的弹琴习惯。

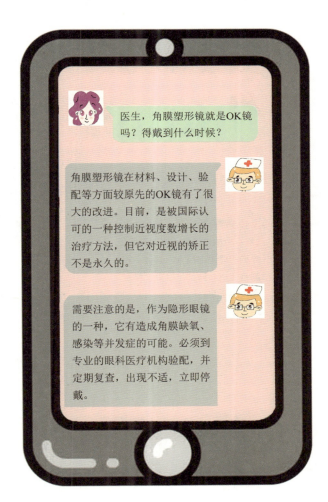

医生，角膜塑形镜就是OK镜吗？得戴到什么时候？

角膜塑形镜在材料、设计、验配等方面较原先的OK镜有了很大的改进。目前，是被国际认可的一种控制近视度数增长的治疗方法，但它对近视的矫正不是永久的。

需要注意的是，作为隐形眼镜的一种，它有造成角膜缺氧、感染等并发症的可能。必须到专业的眼科医疗机构验配，并定期复查，出现不适，立即停戴。

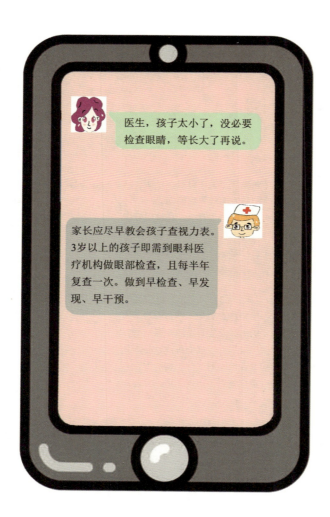

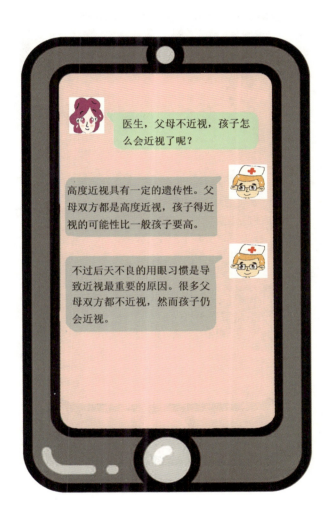

医生，父母不近视，孩子怎么会近视了呢？

高度近视具有一定的遗传性。父母双方都是高度近视，孩子得近视的可能性比一般孩子要高。

不过后天不良的用眼习惯是导致近视最重要的原因。很多父母双方都不近视，然而孩子仍会近视。

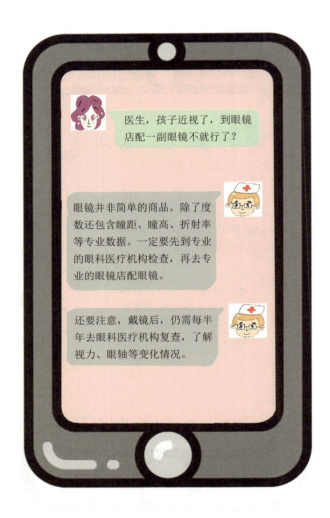

医生，孩子近视了，到眼镜店配一副眼镜不就行了？

眼镜并非简单的商品。除了度数还包含瞳距、瞳高、折射率等专业数据。一定要先到专业的眼科医疗机构检查，再去专业的眼镜店配眼镜。

还要注意，戴镜后，仍需每半年去眼科医疗机构复查，了解视力、眼轴等变化情况。

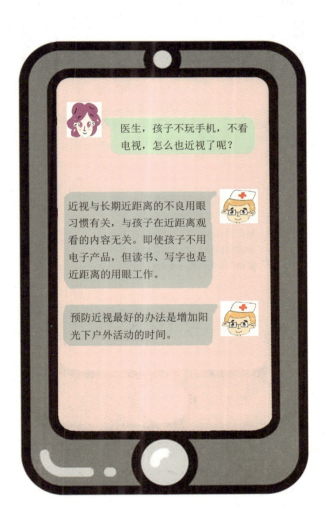

医生，孩子不玩手机，不看电视，怎么也近视了呢？

近视与长期近距离的不良用眼习惯有关，与孩子在近距离观看的内容无关。即使孩子不用电子产品，但读书、写字也是近距离的用眼工作。

预防近视最好的办法是增加阳光下户外活动的时间。

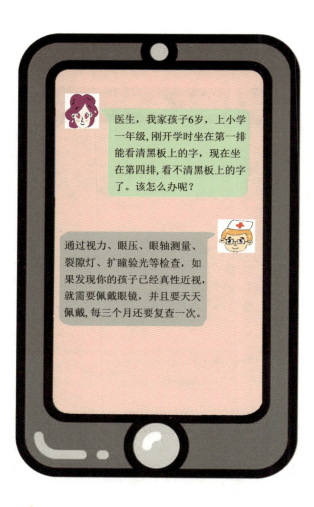

医生，我家孩子6岁，上小学一年级，刚开学时坐在第一排能看清黑板上的字，现在坐在第四排，看不清黑板上的字了。该怎么办呢？

通过视力、眼压、眼轴测量、裂隙灯、扩瞳验光等检查，如果发现你的孩子已经真性近视，就需要佩戴眼镜，并且要天天佩戴，每三个月还要复查一次。

低年龄儿童，首次发现近视，建议及时佩戴框架眼镜，保证视物清晰。平时应注意用眼习惯，读写做到"三个一"，减少近距离用眼时间，少吃甜食，多进行户外运动。另外，需要每三个月到医院复查视力，及时发现视力的变化。

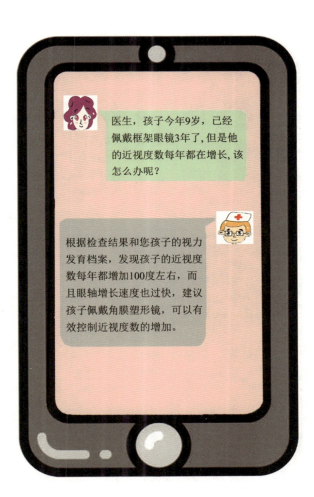

医生，孩子今年9岁，已经佩戴框架眼镜3年了，但是他的近视度数每年都在增长，该怎么办呢？

根据检查结果和您孩子的视力发育档案，发现孩子的近视度数每年都增加100度左右，而且眼轴增长速度也过快，建议孩子佩戴角膜塑形镜，可以有效控制近视度数的增加。

　　学龄期的孩子，如果近视度数每年增长过快，眼轴增长也偏快，考虑到孩子的眼球还处于发育期，为了有效抑制度数的增长，建议佩戴角膜塑形镜。必要时可辅用0.01%的阿托品眼药水，抑制眼轴增长。

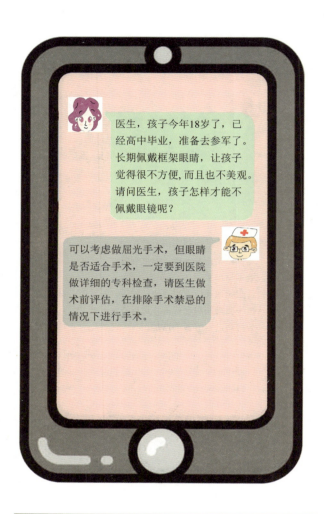

医生，孩子今年18岁了，已经高中毕业，准备去参军了。长期佩戴框架眼睛，让孩子觉得很不方便，而且也不美观。请问医生，孩子怎样才能不佩戴眼镜呢？

可以考虑做屈光手术，但眼睛是否适合手术，一定要到医院做详细的专科检查，请医生做术前评估，在排除手术禁忌的情况下进行手术。

激光近视手术是受《国家应征入伍体检标准》明确认可的，中国国防部《公民应征入伍体检标准》明文规定，准分子激光手术后半年以上无并发症，视力达到相应标准,合格。

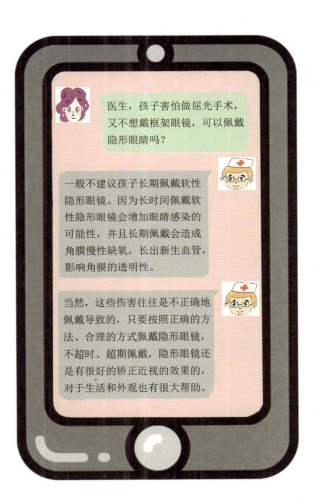

医生，孩子害怕做屈光手术，又不想戴框架眼镜，可以佩戴隐形眼睛吗？

一般不建议孩子长期佩戴软性隐形眼镜。因为长时间佩戴软性隐形眼镜会增加眼睛感染的可能性，并且长期佩戴会造成角膜慢性缺氧，长出新生血管，影响角膜的透明性。

当然，这些伤害往往是不正确地佩戴导致的，只要按照正确的方法、合理的方式佩戴隐形眼镜，不超时、超期佩戴，隐形眼镜还是有很好的矫正近视的效果的，对于生活和外观也有很大帮助。

软性和硬性隐形眼镜以及屈光手术都是矫正近视的方法。具体选择哪种方式要在保证安全的前提因人而异，但未成年人除非是因一些眼部疾病的需要，否则不建议佩戴软性隐形眼镜和做屈光手术。